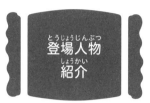

登場人物紹介

空田タロー
カラダ研究所で毎晩研究している。ラーメンが大好き。

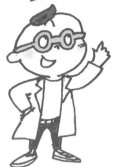

寝倉フクロウ
「睡眠コンサルタント」を名乗るなぞの男。そのくせ、あまりねていない。

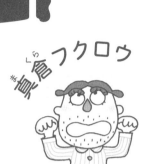

所長
カラダ研究所にすみついているネコ。タローより先輩なので、こうよばれている。

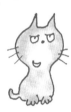

もくじ

- 3　睡眠とカラダの数字いろいろ
- 4　ねむっているとき、カラダはどうなっているの？
- 6　ねむりには2種類あるよ！
- 8　ねているとき、おきているときの脳のはたらき
- 10　カラダの中に時計がある!?　体内時計
- 12　カラダのはたらきをたすける　ホルモン
- 14　ねむりにまつわるホルモン
- 16　成長ホルモンでカラダが大きくなる！
- 18　ほかにもいろいろ！　成長ホルモンのはたらき
- 20　睡眠は記憶にも関係しているよ！
- 22　どうして夢を見るの？
- 24　いろいろなねむりかた
- 26　動物の睡眠時間ランキング
- 28　もしも、ねむらないとどうなる？
- 30　健康のすすめ！　いい睡眠をとるには
- 32　さくいん

健康のすすめ！カラダ研究所 3

睡眠とカラダ

ホッホー

ぐっるるー
こんなに大盛りは
食べられないよ……。

作：石倉ヒロユキ
監修：金子光延

偕成社

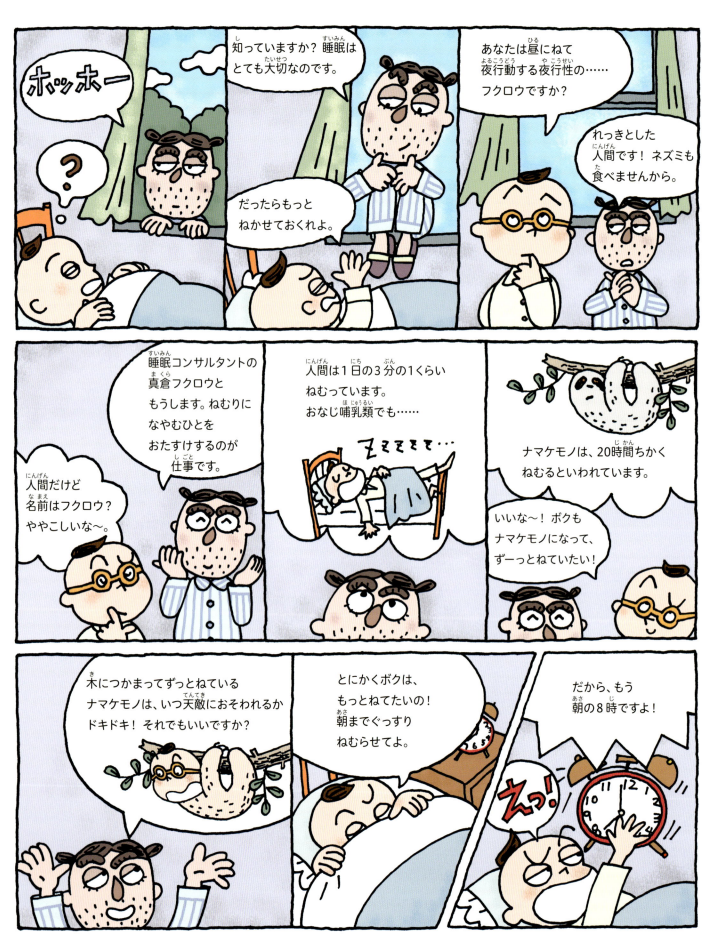

睡眠とカラダの数字いろいろ

ねむるのは大好きだけど、カラダとはどんな関係があるんだろう？
カラダにいいなら、もっとねていたいな〜！

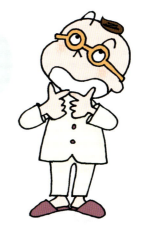

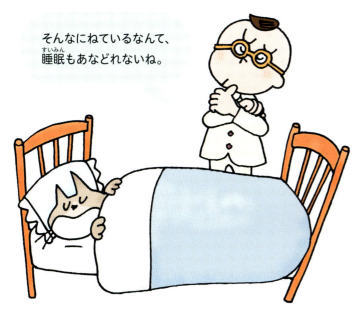

そんなにねているなんて、睡眠もあなどれないね。

一生のうち25年以上はねむっているよ！

いちどの睡眠時間を8時間とすると、1日のうちの3分の1は、ねていることになります。ひとの一生を80年とするなら、そのうち26〜27年はねむっている計算です。

ねているあいだにかくあせの量はコップ1ぱいぶん

ほとんど動かない睡眠中も、カラダはあせをかいています。さむい冬のあいだも、ねているあいだにはコップ1ぱいぶんくらいのあせをかくといわれています。

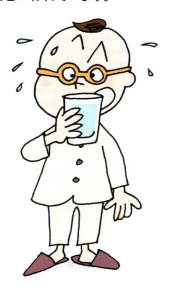

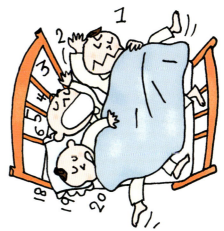

ひとばんにうつ寝返りの数は20回以上

ねむっているあいだはじっとしているように見えますが、ひんぱんに動いています。じつは、寝返りにも役割があり、カラダのために必要なことなのです。

👓 くわしくはP.7も見てみよう！

3

ねむっているとき、カラダはどうなっているの？

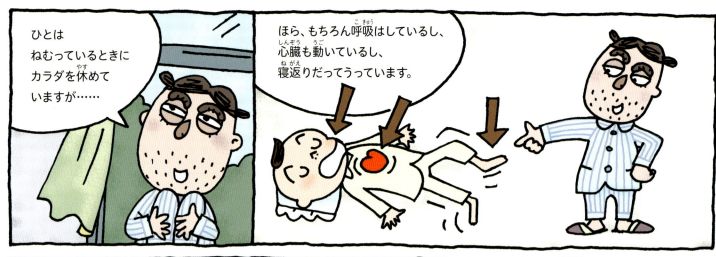

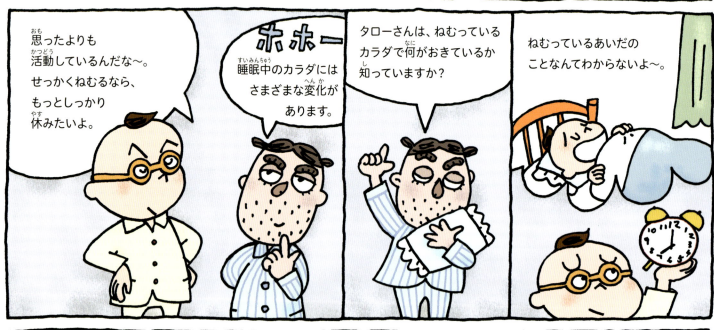

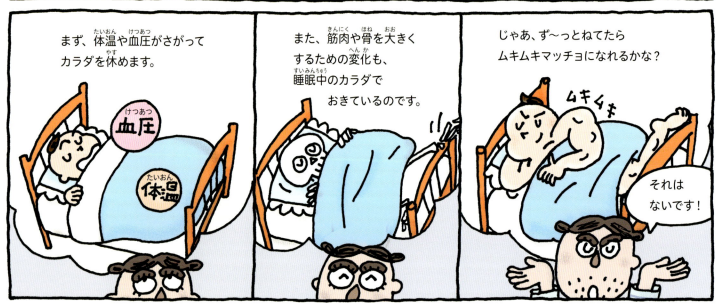

脳が記憶を整理する
おきているあいだの記憶を整理します。

筋肉がゆるむ
緊張がとけて、だらんとします。

あせをかく
体温を調節するために、ひとばんでおよそコップ1ぱいぶんのあせをかきます。

血圧が低くなる
だんだん低くなり、ねむりの後半から朝にちかづくにつれて高くなります。

呼吸が少なくなる
おきているときより少なくなります。ねむりが深くなると、とくに少なくなります。

心拍数がさがる
ねむりが深くなるにつれて少なくなります。

体温がさがる
睡眠中はさがり、朝がちかづくにつれて少しずつあがります。

ホルモンを分泌する
ねむりが一定の深さになると、「成長ホルモン」をはじめとした、さまざまなホルモンが分泌されます。

くわしくはP.16-19も見てみよう!

骨や筋肉が大きくなる
成長ホルモンのはたらきで、骨や筋肉が育ちます。

カラダマップ
カラダ研究所にある最新コンピューター。大画面と音声で、カラダにまつわるいろいろなことを教えてくれる。

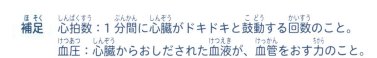

でも、こまかく見ていくと、カラダの動きは一定ではないみたいだ。つぎのページを見てみよう!

補足　心拍数：1分間に心臓がドキドキと鼓動する回数のこと。
　　　血圧：心臓からおしだされた血液が、血管をおす力のこと。

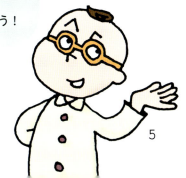

ねむりには2種類あるよ！

ねむっているあいだは、深いねむりと浅いねむりをくり返しているらしいよ。
深いねむりは「ノンレム睡眠」、浅いねむりは「レム睡眠」っていうんだって。

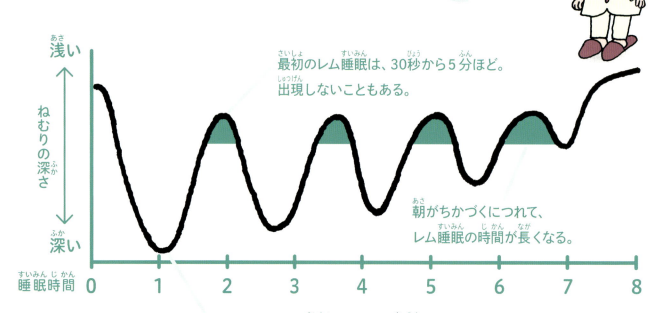

最初のレム睡眠は、30秒から5分ほど。出現しないこともある。

朝がちかづくにつれて、レム睡眠の時間が長くなる。

ねむりについて最初のノンレム睡眠では、たくさんのあせをかいて体温が大きくさがる。

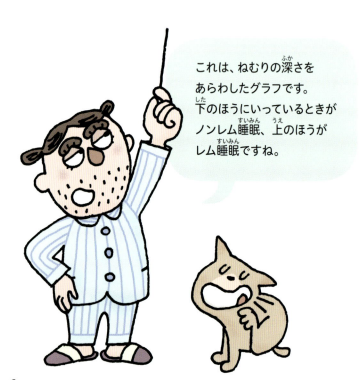

これは、ねむりの深さをあらわしたグラフです。下のほうにいっているときがノンレム睡眠、上のほうがレム睡眠ですね。

ノンレム睡眠とレム睡眠

ねむっているあいだは、「ノンレム睡眠」と「レム睡眠」のふたつのねむりが、波のようにくり返されているといわれています。ねむりはじめには、もっとも深いノンレム睡眠がやってきます。ここでたくさんのあせをかき、体温がさがることで、カラダが休む状態になります。そこからおよそ90分のサイクルで、ノンレム睡眠とレム睡眠がくり返されます。朝がちかづくにつれて、ねむりの浅いレム睡眠が長くなっていき、やがて目がさめます。

カラダを休めるレム睡眠

浅いねむりのことを「レム睡眠」とよびます。レム睡眠のとき、心拍数や血圧が高くなり、呼吸はみだれ、体温があがります。ノンレム睡眠からおきている状態への橋渡しをする役割があり、夢を見るのは、おもにこのねむりのときだといわれています。

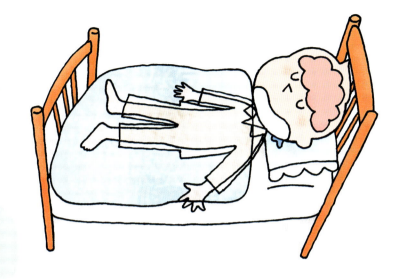

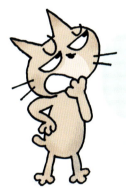

ねむっているときでも、カラダはいろいろなことをしているんだニャ～。

脳を休めるノンレム睡眠

深いねむりのことを「ノンレム睡眠」とよびます。ノンレム睡眠のとき、心拍数や血圧、呼吸は低い状態で安定していて、体温はすこしずつさがっていきます。「進化したねむり」ともよばれ、人間をはじめとした哺乳類と、一部の鳥類にのみ見られます。

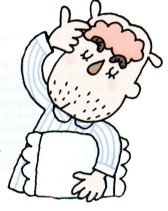

ノンレム睡眠のあいだは大脳を休めているので、急におこされてもすぐには活動できません。

寝返りはなんのため？

寝返りは、ノンレム睡眠とレム睡眠がきりかわるときに多くおこなわれます。ふとんの空気をいれかえて、中の温度が高くなりすぎるのを防いだり、血のめぐりをよくしたりする役割があります。

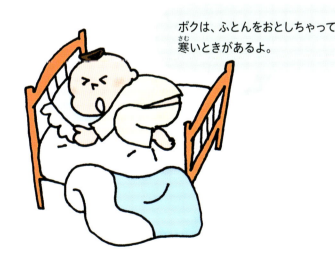

ボクは、ふとんをおとしちゃって寒いときがあるよ。

補足 レム睡眠：閉じたまぶたのうらで眼球がすばやく動くため、「Rapid（すばやい） Eye（目の） Movement（動き）」の頭文字をとって、「REM睡眠」とよばれるようになりました。

ねているとき、おきているときの脳のはたらき

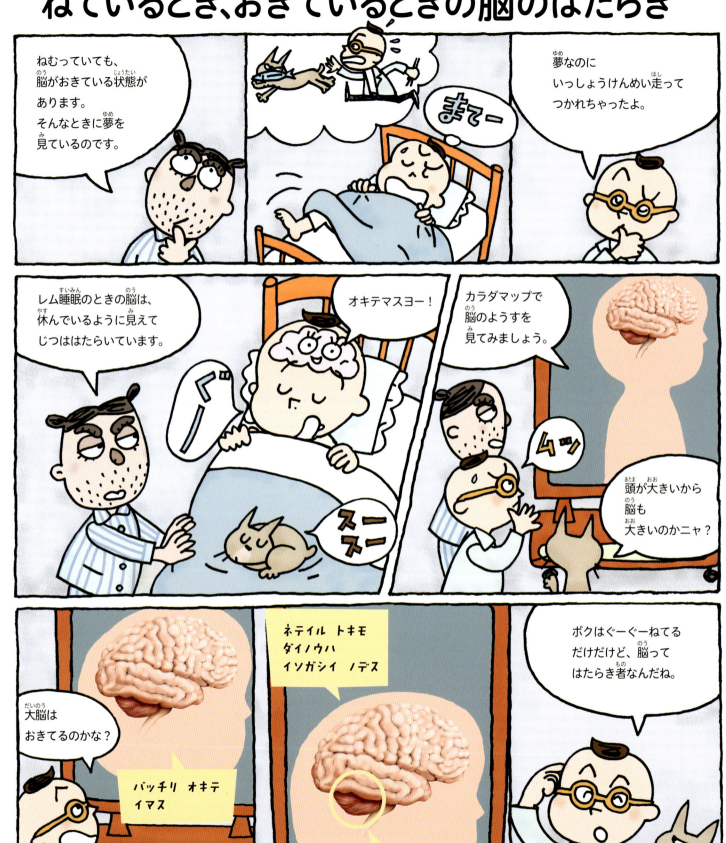

脳はカラダをあやつる司令塔

脳はカラダの司令塔です。カラダのどの部分をどのように動かすか、つねに命令を出していて、大脳と小脳、脳幹の3つに大きくわけられます。

カラダ全体が使うエネルギーのうち、およそ20％は脳が使っているといわれています。

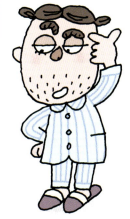

大脳
脳のもっとも大きい部分で、ことばを話す、思ったことを行動にうつすなどのはたらきに関わっています。

小脳
自転車にのる、ダンスをおどるなど、おもに運動機能に関わっています。

脳幹
呼吸や内臓のはたらきなど、意識されないカラダのはたらきに関わっています。

おきているとき・レム睡眠のときの脳

カラダにおこるいろいろなことについての情報は、まず大脳にあつめられます。大脳は、情報をうけてカラダに命令を出したり、整理した情報を小脳に送ったりします。小脳は、大脳からうけとった情報と、視覚野からうけとった情報をあわせて、カラダに命令を出します。

ノンレム睡眠のときの脳

大脳は休んでいて、カラダからの情報が入ってくることはありませんが、「海馬」では記憶の整理がおこなわれています。また、小脳ははたらいていて、大脳に休むよう命令したり、カラダのさまざまな器官を動かしたりしています。

ねているときも、脳はすっごくいそがしそうじゃニャいか！？

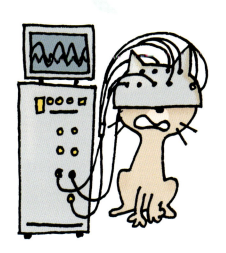

補足　視覚野：脳のうしろのほうにあり、目から入った情報に関わる部分のこと。
　　　　海馬：脳の中心部ちかくにあり、記憶に深く関わる部分のこと。

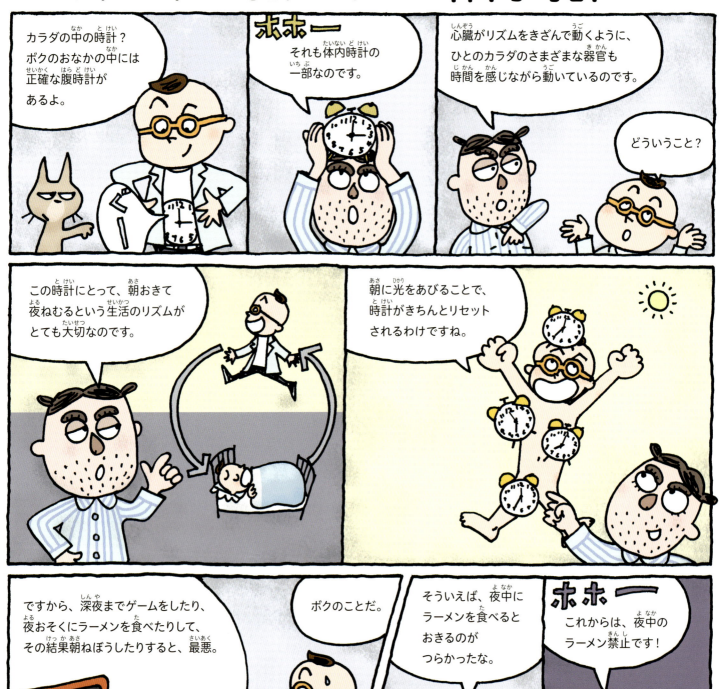

体内時計ってなに？

ほとんどの動物や虫、植物には、ほぼ1日周期でリズムをきざむ体内時計があります。このはたらきによって、夜になるとしぜんとねむくなったり、朝になると目がさめたりするのです。

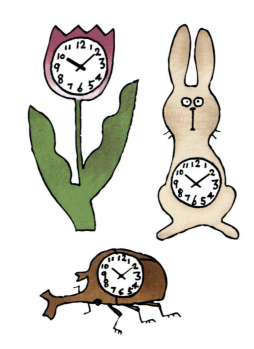

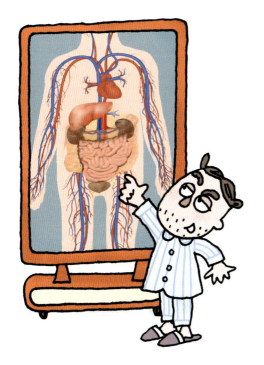

ほぼすべての臓器にあるよ

体内時計は、胃や腸、心臓など、カラダのほぼすべての臓器にあります。それぞれの時計がずれてしまわないように調整しているのが、脳の「視床下部」というところにある「視交叉上核」というところで、これは朝、光をあびることによってリセットされます。

体内時計がみだれる 時差ボケ

世界には国ごとに時間の基準があり、そのちがいを「時差」といいます。体内時計は1日に1回、光をあびるとリセットされるので、時差のある国へいくと、体内時計のサイクルがくずれて、「時差ボケ」になってしまいます。時差ボケになると、お昼なのに急にねむくなったり、夜がきてもねむれなくなったりしてしまいます。

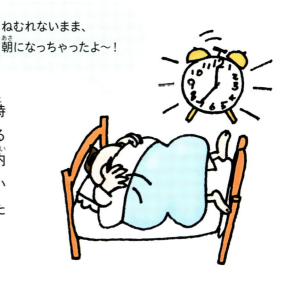

ねむれないまま、朝になっちゃったよ～！

補足 体内時計：多くのひとの体内時計は25時間ですが、朝日をあびることでリセットされ、24時間周期になっています。
　　　時差：たとえば、日本とブラジルでは11～14時間の時差があります。

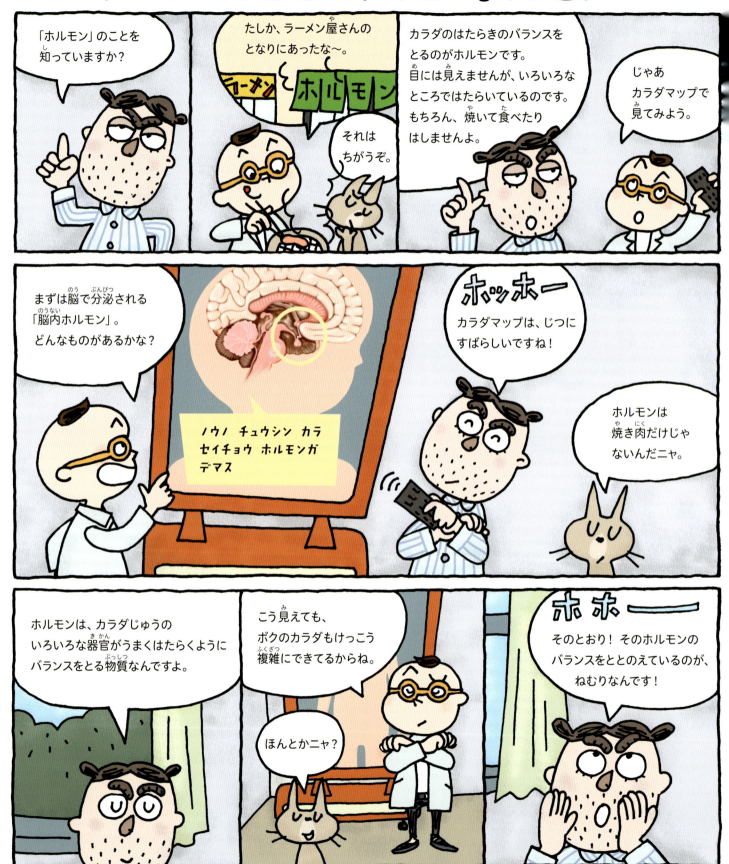

ホルモンってなに？

ホルモンは、カラダのはたらきをたすける物質です。カラダの中でつくられ、血液やリンパ液にのってカラダじゅうをめぐります。ホルモンは、ぜんぶで100種類以上あるといわれていて、ねているときに分泌されるホルモンもあります。

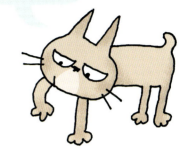

脳からだけじゃないんだニャ。

ホルモンはどこから出るの？

ホルモンは、カラダのいろいろなところから出ています。

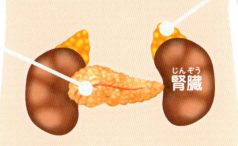

視床下部
脳の中心のほうにあり、下垂体にはたらきかけるホルモンを出してホルモンの分泌をたすけます。

下垂体
視床下部の真下にあります。カラダの成長をうながす成長ホルモンは、ここから出ます。

甲状腺
のどにあり、ちょうが羽を広げたようなかたちをしています。代謝を活発にするホルモンを出します。

副甲状腺
甲状腺のうしろ側についている小さな器官。上下左右に4つあり、骨の代謝に関わるホルモンを出します。

すい臓
血液中の糖の濃度を調整するホルモンを分泌するほか、「すい液」という消化液をつくっています。

副腎
腎臓の上についている器官で、体内環境をととのえるホルモンを出します。

腎臓

補足　リンパ液：リンパ管を流れる、無色や淡い黄色のとうめいな液体で、カラダを守る免疫機能などに関わっています。
　　　消化液：食べものを小さく分解し、栄養素の吸収をたすける液体のこと。

13

ねむりにまつわるホルモン

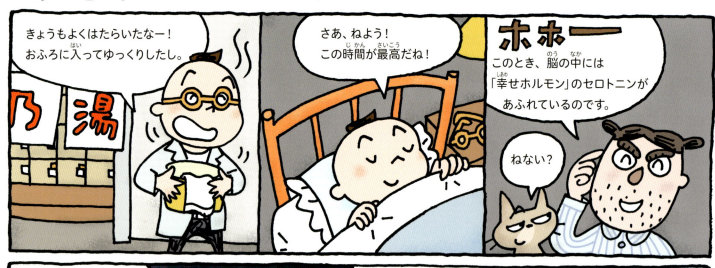
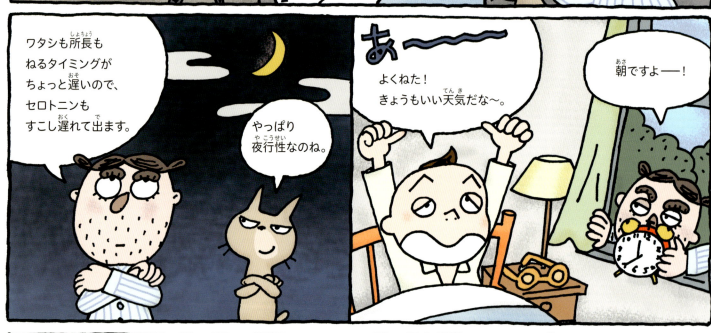
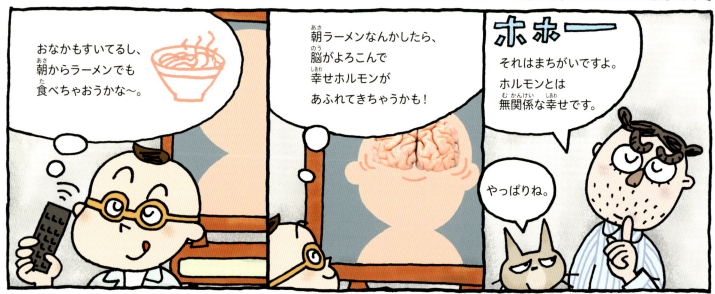

ねむくなるホルモン「メラトニン」

メラトニンは、ねむけをもたらすホルモンです。体内時計を調節するはたらきがあり、おきてから14時間くらいたつと分泌されはじめます。ねむりにつくころにもっとも多くなり、朝がちかづくにつれて量がへっていきます。

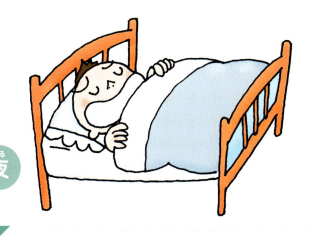

夜

カラダを育てる「成長ホルモン」

ねむっているときにしか分泌されないホルモンで、カラダの成長にかかせないさまざまなはたらきをします。成長ホルモンは、脳の中心部にある下垂体から分泌され、最初の深いノンレム睡眠のときに、いちばん多く出ます。

くわしくは P.16-19 も見てみよう！

▼

朝

幸せホルモン「セロトニン」

セロトニンは、朝おきて光をあびたり、カラダを動かしたりすると分泌されるホルモンです。「幸せホルモン」ともよばれ、セロトニンがふえると、心がおだやかになるといわれています。セロトニンは、メラトニンをつくる材料にもなります。そのため、朝おきてたっぷりと光をあびたり、カラダを動かしたりしないと、夜になってもねむくなりにくくなってしまいます。

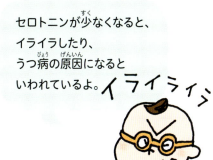

セロトニンが少なくなると、イライラしたり、うつ病の原因になるといわれているよ。イライラ〜

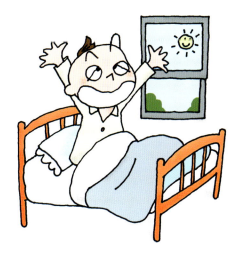

目ざめをたすける「コルチゾール」

目がさめるころになると分泌されるホルモンで、カラダの活動を高めるはたらきがあります。目がさめてからすぐに動きだせるできるように、おきるまえから準備をしているのです。

補足　うつ病：ゆううつや不安、悲しみなど、気持ちが落ちこんだ状態が長くつづく病気のこと。

15

成長ホルモンでカラダが大きくなる！

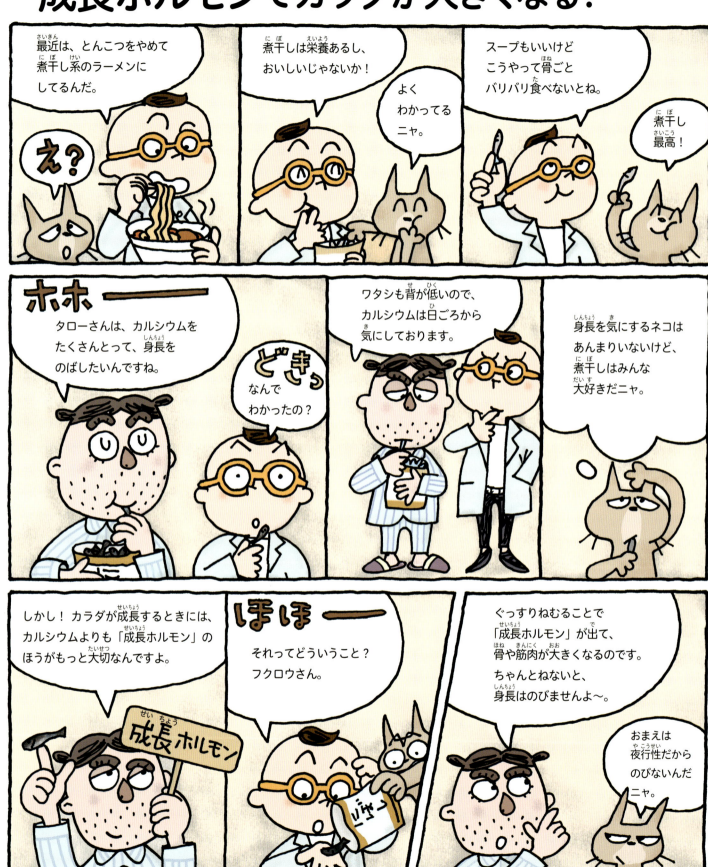

骨や筋肉をつくるのをたすける

成長ホルモンは、おもにねむっているあいだ、脳の下垂体から分泌されるホルモンです。全身にいきわたり、さまざまな臓器にはたらきかけます。中でももっとも大切なはたらきが、骨と筋肉の成長をたすけ、カラダを大きくすることです。夜のあいだにしっかりとねむることは、カラダを成長させるためにも重要なことなのです。

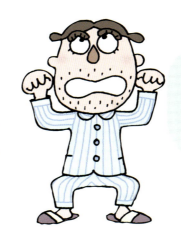

成長ホルモンは、大人になってからも出ますが、子どものころにいちばん多く分泌されるのですよ。

骨がのびるしくみ

1 破骨細胞が古くなった骨をとかして分解し、カラダのすみずみまで送ります。

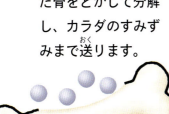

2 骨芽細胞があらわれ、コラーゲンで骨の基礎になるものをつくります。

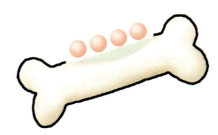

3 できあがった基礎に、血液中から運ばれてきたカルシウムがくっついて、新しい骨になります。

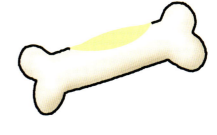

筋肉が大きくなるしくみ

1 運動をすると、筋肉にきずができます。

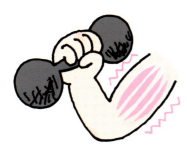

2 きずを治そうと、たんぱく質があつまってきます。

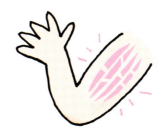

3 きずをうけたところがまえより強くなって回復し、筋肉が大きくなります。

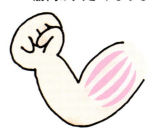

補足　コラーゲン：たんぱく質の一種で、骨や皮ふなど、カラダをつくる材料になります。
　　　カルシウム：牛乳やチーズなどに多くふくまれる栄養素で、骨の材料になります。

くわしくは②『栄養とカラダ』も見てみよう！

ほかにもいろいろ！成長ホルモンのはたらき

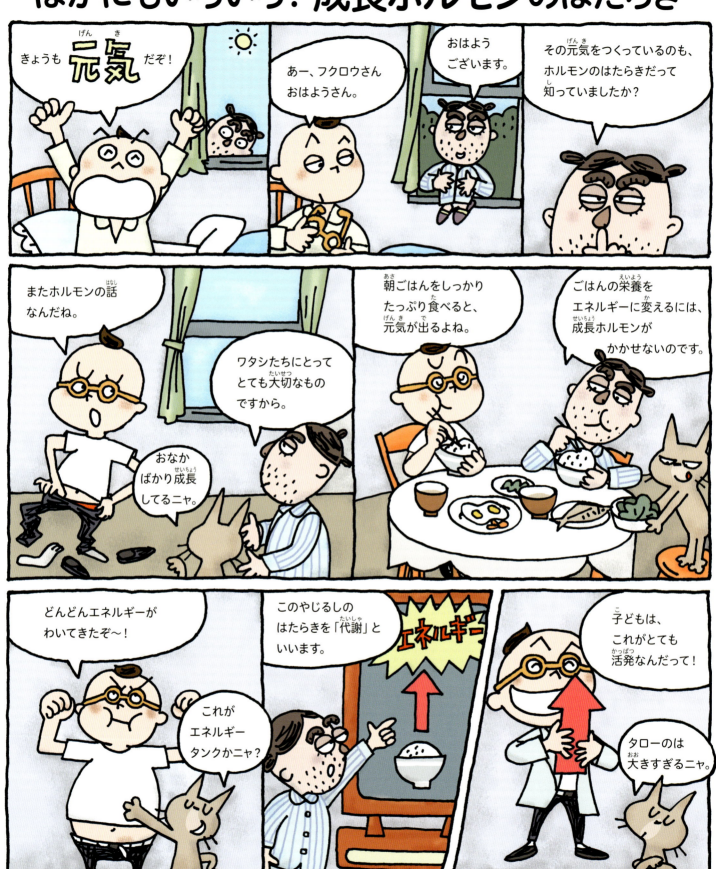

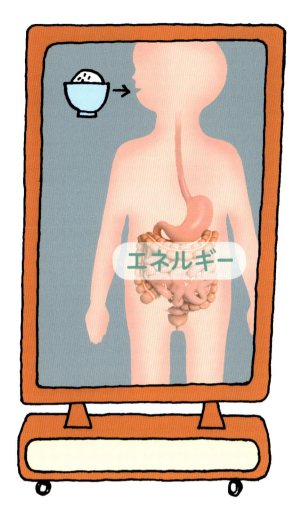

カラダの中の物質をエネルギーに変える

カラダにとりいれた栄養素は、そのままでは使うことができません。カラダの中の物質を、エネルギーとして使えるかたちに変えることを「代謝」といいます。
成長ホルモンには、この代謝を活発にするはたらきがあり、肝臓や筋肉、脂肪など、さまざまなところでおこなわれている代謝をうながします。

病気を予防する

外からやってきたばい菌からカラダを守るしくみを「免疫」といいます。成長ホルモンには、この免疫の力を高めるはたらきがあり、かぜや病気にかかりにくくします。

くわしくは④『ばい菌とカラダ』も見てみよう！

ほかにもいろいろなはたらきがあるよ！

成長ホルモンには、脂肪を分解してエネルギーに変えるはたらきもあります。そのため、睡眠がたりないと、脂肪が分解されず、太りやすくなります。
また、皮ふが新しい細胞をつくるのをたすけるので、はだをキレイにしたり、きずを治したりするのをたすけるはたらきもあります。

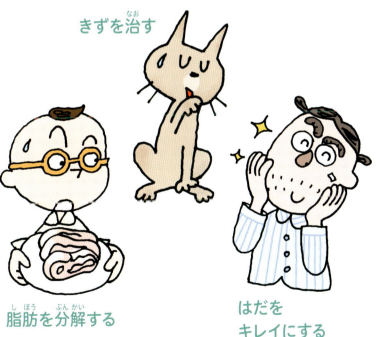

補足　エネルギー：カラダを動かす動力源のことで、食べものからつくり出されます。
　　　肝臓：食べものから栄養素をつくってたくわえたり、エネルギーを生み出したりする臓器のこと。
　　　細胞：生きものをかたちづくる最小単位のつぶのこと。

くわしくは②『栄養とカラダ』も見てみよう！

睡眠は記憶にも関係しているよ！

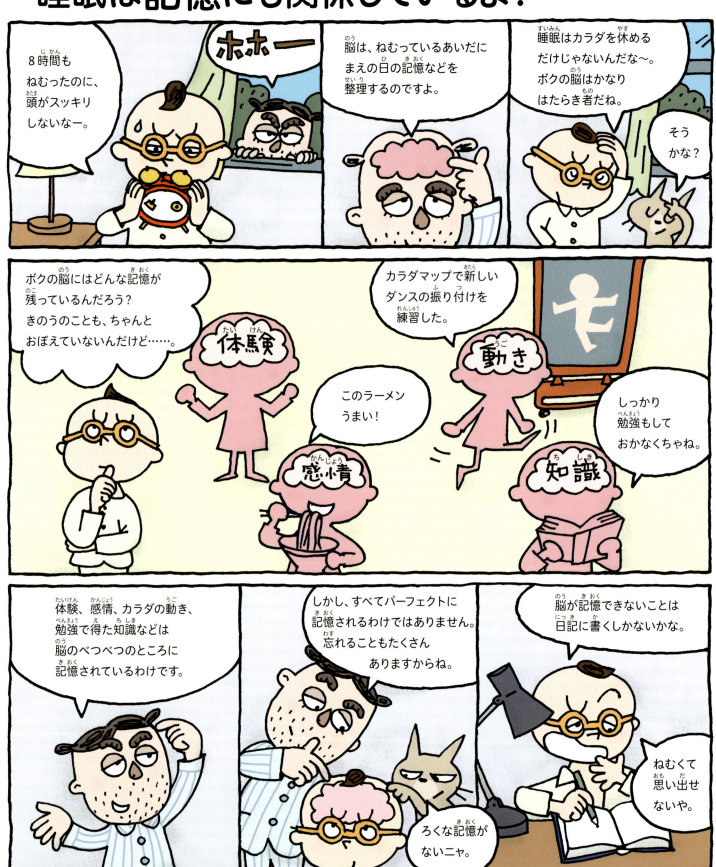

記憶のしくみ

記憶すべきことは、まず海馬に送られます。ここでは、数十秒から数分のあいだだけおぼえておくことのできる「短期記憶」として、記憶が保存されます。海馬はそれらを整理して、だいじなものだけを種類ごとにわけて脳のべつのところへと送るのです。送られた記憶は「長期記憶」となり、忘れにくくなります。

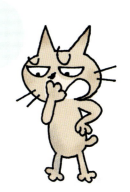

人間の脳は大きいニャ〜。

大脳基底核
脳の中心ちかくにあり、動きに関する記憶をためます。

前頭葉
脳のうち、おでこのうしろあたりにある部分。体験したことの記憶をためます。

扁桃体
脳の中心ちかくにあり、感情に関わる記憶をためます。

海馬
脳の中心ちかくにあり、記憶を整理します。

側頭葉
脳の側面部分で、知識の記憶をためます。

記憶は睡眠中に整理されるよ！

記憶の整理は、ねむっているあいだ、とくに浅いねむり（レム睡眠）のあいだにおこなわれることがわかっています。ここで、必要な記憶は長期記憶として脳に定着し、不要と判断された記憶は忘れられるのです。

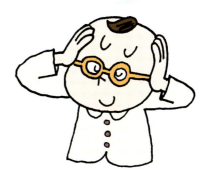

ちゃんとねむれば、ボクも勉強できるようになるかな？

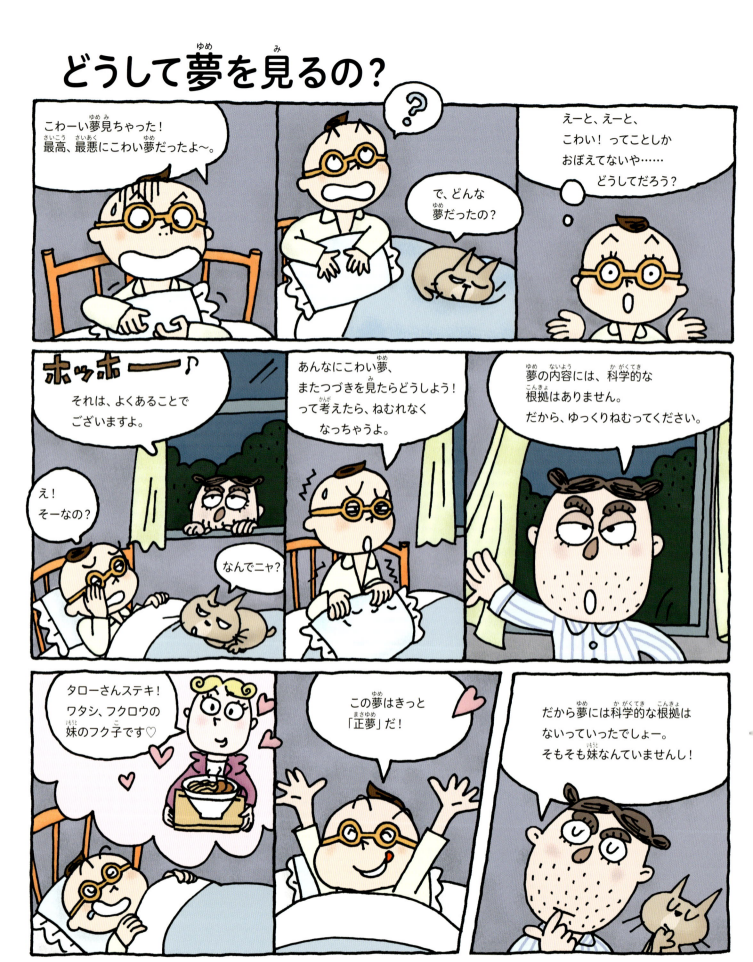

夢はいつ見ている？

浅いねむり（レム睡眠）のとき、カラダはねていても、脳はおきています。そのため、夢を見ることが多いといわれています。とくに、ストーリーがあるものや、景色がはっきりと見えるものなどは、浅いねむりのときに多く見ているようです。また、おきてからもおぼえている夢は、目覚める直前のレム睡眠のときに見るものだと考えられています。

深いねむりのノンレム睡眠のときにも夢は見るようですが、忘れてしまうことが多いといわれています。

夢は連想ゲーム？

レム睡眠のとき、目が激しく動くことによって、脳の視覚野が刺激され、記憶からランダムに映像を引きだすといわれています。

たとえば、ぐうぜん海の映像が見えたとします。すると、「海といえば夏、夏といえば宿題、宿題といえばつらい、つらいといえばマラソン……」というように、関連のある記憶やイメージをランダムに引きだして、映像にします。それらがつながってしまうため、夢の内容は、実際にはおこりえないような、ふしぎな内容になるのではないかと考えられています。

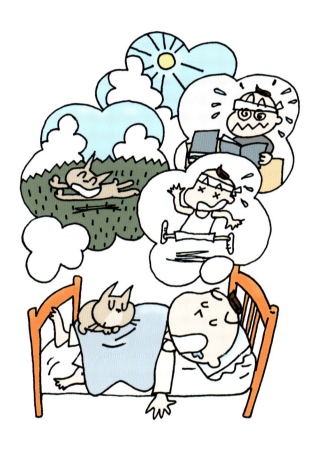

夢に意味はあるの？

夢のもつ意味については、これまでにたくさんの研究がおこなわれてきましたが、現在でも、はっきりとした答えは出ていません。いまのところ、夢は、脳が記憶の整理をするときに見える、ランダムな映像だという説が、もっとも有力です。そのため、夢の内容には、とくに意味はないのではないかと考えられています。

夢を使った占いとかもあるし、なにか意味がありそうだけどニャ〜。

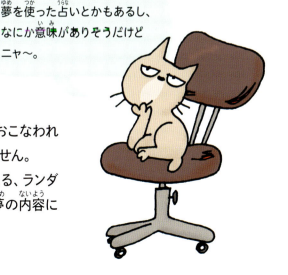

いろいろなねむりかた

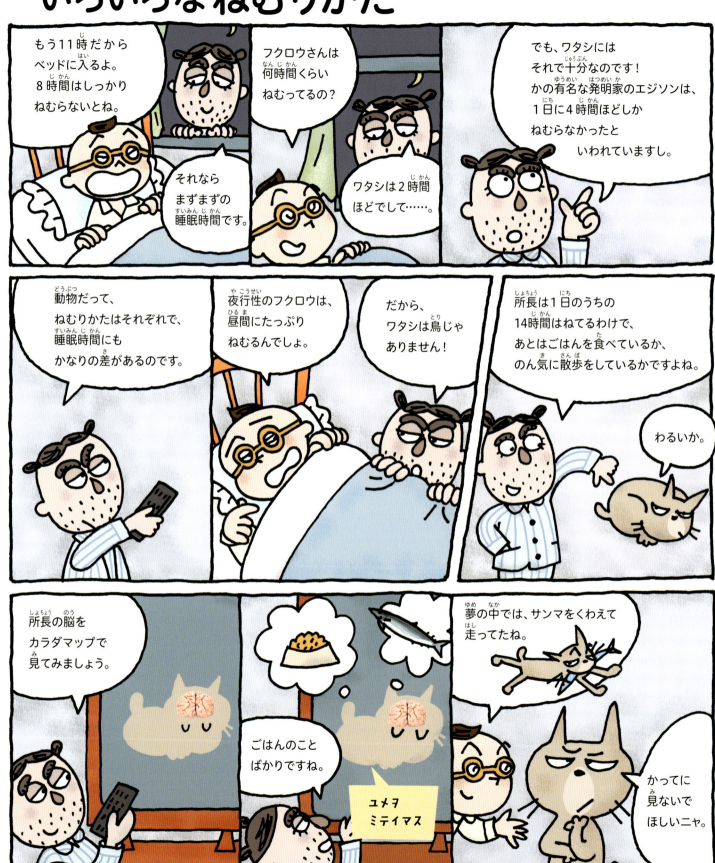

半分ずつねむる？ イルカ

ひとの脳とおなじく、イルカの脳も左右ふたつにわかれています。その半分ずつを交互にねむらせることを「半球睡眠」といい、イルカは睡眠時間のおよそ98％を、この状態ですごしています。半球睡眠では、ねむらせる脳と反対側の目だけが閉じるようになっています。これで、ねむっているあいだでもゆっくりと泳いだり、息つぎをするために海面に顔を出したりすることができるのです。イルカのほかに、アシカやアホウドリなども半球睡眠をすることが知られています。

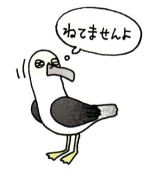

ねてませんよ

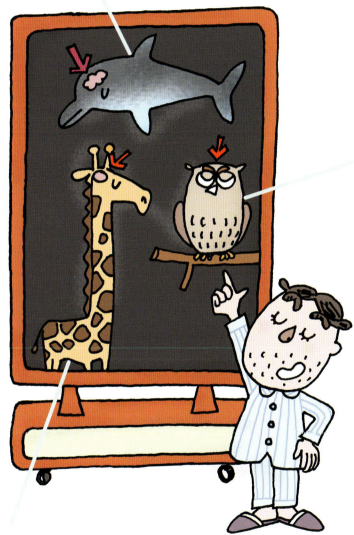

朝にねむって夜おきる フクロウ

夜行性でおもに夜に行動するフクロウは、日中にねむり、夕方くらいから活動をはじめます。夜になると、タカやワシなど、フクロウよりも強い生きものがねむっているので、狩りがしやすいのです。

キリンはずーっと浅いねむりのレム睡眠をくり返すから、深くねむることがぜんぜんないんだって！

立ったままねむる キリン

キリンは、立ったままねむることができます。首が長いキリンは、いちどすわったり横になったりすると、立ちあがるのに時間がかかります。自然界では、ライオンなどの天敵からすばやくにげられるよう、立ったままねむるのです。

動物の睡眠時間ランキング

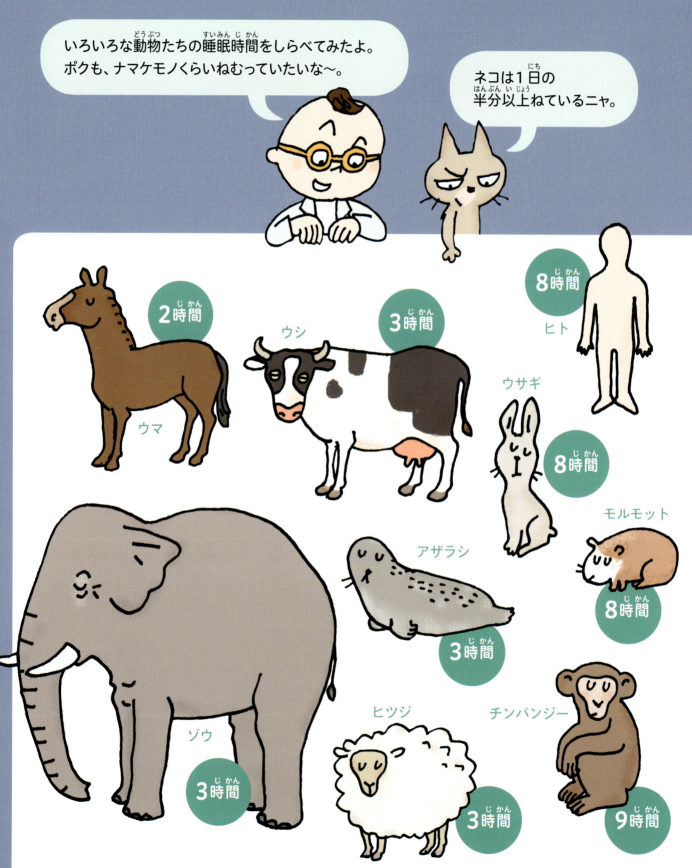

動物園の動物はよくねむる？

動物園にくらす動物たちは、野生でくらす動物たちにくらべて睡眠時間が長いことがわかっています。これは、つねにいのちの危険のある野生環境にくらべて、動物園の中が安全にくらせるためだと考えられています。
おなじように、ライオンなどの肉食動物よりも、シマウマなどの草食動物のほうが睡眠時間が短く、またすこしずつこまめにとる傾向があります。

1日の大半をねてすごす動物もいるのですね。

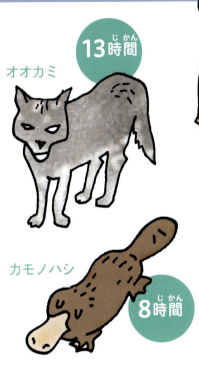
オオカミ　13時間

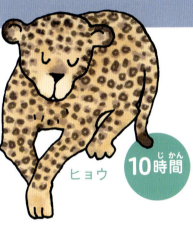
ヒョウ　10時間

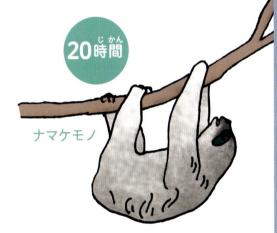
ナマケモノ　20時間

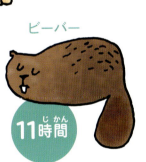
カモノハシ　8時間
ビーバー　11時間

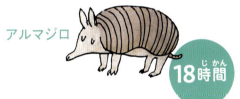
アルマジロ　18時間

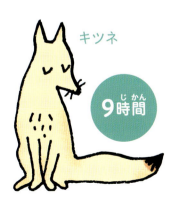
キツネ　9時間

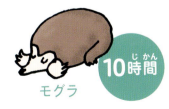
モグラ　10時間

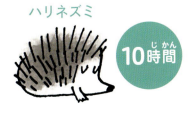
ハリネズミ　10時間

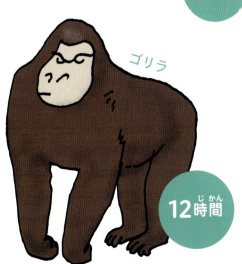
ゴリラ　12時間

もしも、ねむらないとどうなる？

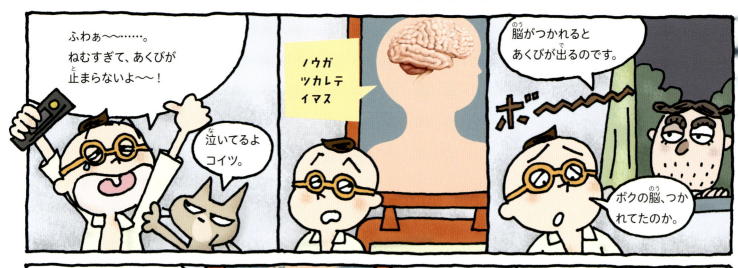
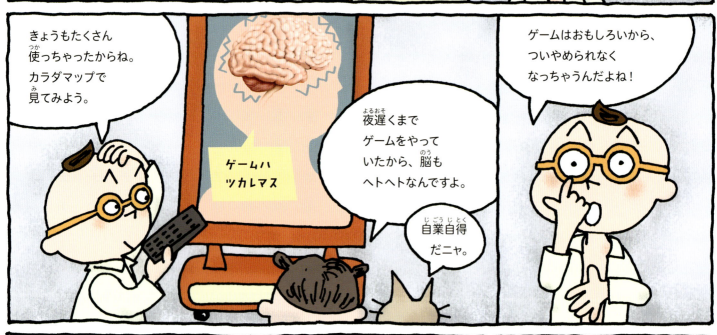
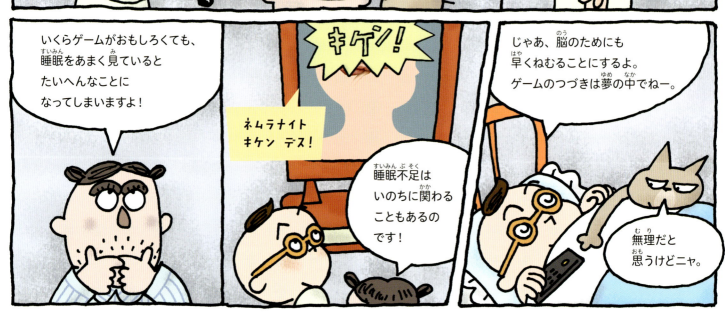

カラダのSOS！あくび

脳やカラダを動かすためのエネルギーは、呼吸によってとりいれられる酸素をもとにつくられます。そのため、カラダを動かしたり、頭を使ったりしてつかれを感じると、酸素をたくさん入れるよう、脳がカラダに指令を出します。これが、あくびとなって、カラダにあらわれるのです。

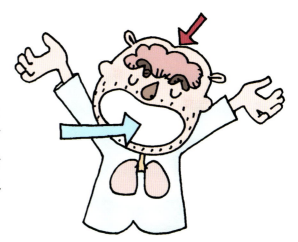

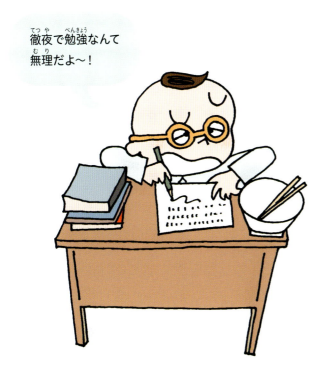

徹夜で勉強なんて無理だよ～！

ねむらないと、いのちに関わる！

睡眠不足がつづくと、集中力や記憶力が低下したり、頭痛を引きおこしたりします。また、成長ホルモンが分泌されず、カラダが大きくなりにくくなり、かぜや病気にもかかりやすくなります。

ネズミを使った実験では、ずっとねむらせないと、やがて死んでしまうことがわかりました。これは、人間でもおなじではないかと考えられています。

長時間おきていようとしても、強いねむけにはさからえません。これは、いのちを守るために脳が命令を出すからです。睡眠は、それほど大切なものなのです。

小学生に必要な睡眠は9～11時間

睡眠にはいろいろなはたらきがあり、生活する上でなくてはならないものです。とくに、カラダが大きく成長しているとちゅうの子どもにとって、睡眠はとても重要です。
ねむる時間がたりないと、成長ホルモンがちゃんと分泌されず、骨や筋肉が十分に育つことができません。また、学校で習ったことをおぼえておくには、しっかりとねて、記憶を整理して定着させることが大切です。

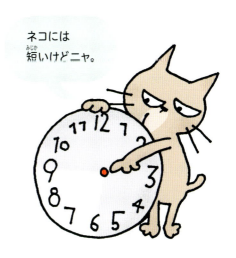

ネコには短いけどニャ。

補足　酸素：空気にふくまれる成分で、呼吸によってカラダにとりいれられます。カラダの中で栄養素をエネルギーに変えるために必要です。

健康のすすめ！いい睡眠をとるには

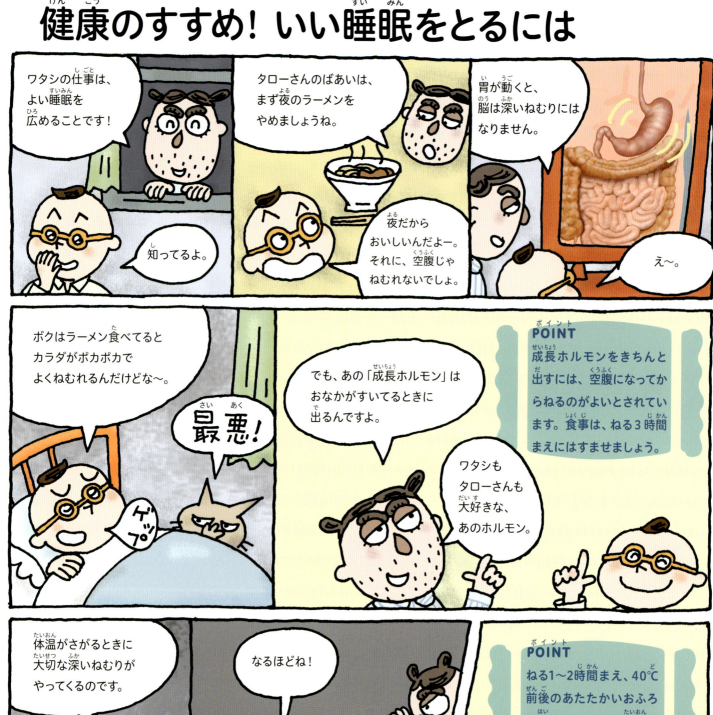
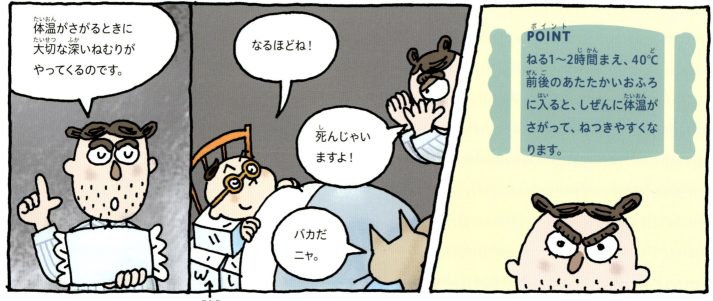

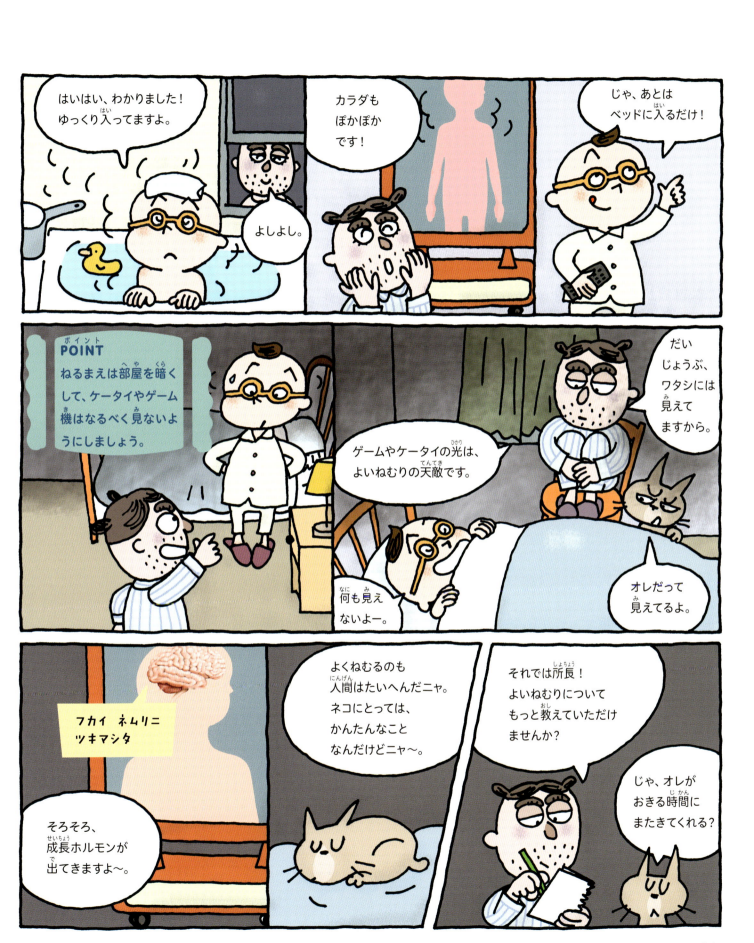

さくいん

あ
エネルギー　9、18、19、29

か
海馬　9、21
下垂体　13、15、17
カルシウム　16、17
肝臓　19
血圧　4、5、7
甲状腺　13
骨芽細胞　17
コラーゲン　17
コルチゾール　15

さ
酸素　29
視覚野　9、23
視交叉上核　11
時差　11
視床下部　11、13
小脳　9
脂肪　19
心拍数　5、7
すい臓　13
成長ホルモン　5、13、15、16、17、
18、19、29、30、31
セロトニン　14、15

た
前頭葉　21
側頭葉　21

代謝　13、18、19
体内時計　10、11、15
大脳　8、9
大脳基底核　21
短期記憶　21
長期記憶　21

な
脳内ホルモン　12
ノンレム睡眠　6、7、9、15、23

は
破骨細胞　17
半球睡眠　25
副甲状腺　13
副腎　13
扁桃体　21
ホルモン　5、12、13、14、15、17、
18、30

ま
メラトニン　15
免疫　13、19

ら
レム睡眠　6、7、9、21、23、25

作：石倉ヒロユキ

島根県松江市生まれ。絵本作家、エッセイストとして幅広く活動。「ポットくん」シリーズ、『育てて、発見！「トマト」』（以上、福音館書店）、『おやさいとんとん』『おこさまランチ　いただきま～す』（以上、岩崎書店）、『パパママつくって！かわいい段ボール家具』（NHK出版）、『暮らしの遊び方』（講談社）など多数の著書があるほか、ベストセラーとなった「野菜の便利帳」シリーズ（高橋書店）の企画制作にも携わる。

監修：金子光延（かねこクリニック）

東京都葛飾区生まれ。医学博士、日本小児科学会認定専門医。1986年、産業医科大学医学部卒業。産業医科大学病院小児科などで勤務。静岡赤十字病院小児科副部長を経て、2002年川崎市に「かねこクリニック」開院。著書に『よくわかる、こどもの医学－小児科医のハッピー・アドバイス』（集英社）、『こどもの感染症　予防のしかた・治しかた』（講談社）、『こどもの予防接種－知っておきたい基礎知識』（大月書店）など。

編集制作・デザイン　regia（羽鳥明弓、小池佳代、若月恭子、和田美沙季）
イラスト　浅田弥彦
校正　株式会社　鷗来堂

参考文献
『ヒトはなぜ眠るのか』井上昌次郎 著（筑摩書房）
『睡眠がよくわかる事典』神山潤 監修（PHP研究所）
『脳と睡眠』北浜邦夫 著（朝倉書店）
『調べよう！実行しよう！よいすいみん』神山潤 監修、こどもくらぶ 編（岩崎書店）
『眠れなくなるほどおもしろい睡眠の話』関口雄祐 著（洋泉社）

健康のすすめ！カラダ研究所③

睡眠とカラダ

作　石倉ヒロユキ
監修　金子光延

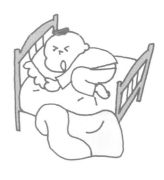

発行　2018年4月　初版1刷
発行者　今村正樹
発行所　偕成社（かいせいしゃ）
　　　　〒162-8450　東京都新宿区市谷砂土原町 3-5
　　　　TEL.03-3260-3221（販売部）　03-3260-3229（編集部）
　　　　http://www.kaiseisha.co.jp/
印刷所　小宮山印刷株式会社
製本所　株式会社難波製本
32p.　NDC490　28cm　ISBN978-4-03-544330-8
©2018,H.ISHIKURA　Published by KAISEI-SHA,Ichigaya Tokyo 162-8450　Printed in Japan
乱丁本・落丁本はおとりかえいたします。
本のご注文は電話・ファックスまたはEメールでお受けしています。
Tel：03-3260-3221　Fax：03-3260-3222　e-mail：sales@kaiseisha.co.jp